$Te\ ^{151}_{354}\ (9)$

RECHERCHES SUR LA DIGITALE

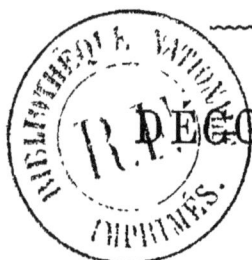

DÉCOUVERTE

DE LA

DIGITALINE CRISTALLISÉE

PAR

C.-A. NATIVELLE

MÉMOIRE COURONNÉ PAR L'ACADÉMIE DE MÉDECINE DE PARIS

(Séance solennelle, 19 mars 1872)

Toute substance active recèle un principe immédiat cristallisable doué de ses propriétés essentielles.

PARIS

TYPOGRAPHIE A. HENNUYER

RUE DU BOULEVARD, 7

1873

DÉCOUVERTE

DE LA

DIGITALINE CRISTALLISÉE

———————

RAPPORTS

SUR LE

CONCOURS POUR LE PRIX ORFILA

EN 1871

PAR M. BUIGNET, RAPPORTEUR

LA COMMISSION ÉTAIT COMPOSÉE DE

MM. Wurtz, Devergie, J. Cloquet, Regnauld et Buignet.

———————

MESSIEURS,

Parmi les questions que M. Orfila a désignées au choix de
l'Académie dans l'acte de dotation qu'il a fait en sa faveur,
l'*examen chimique et toxicologique de la digitale* est assu-
rément l'une des plus importantes. Si l'on devait accepter
comme exacts tous les résultats que cette substance a jusqu'ici fournis à l'analyse, il faudrait admettre qu'elle renferme une multitude de principes aussi remarquables par
leur nombre que par la diversité de leurs caractères. Mais
ces principes, il faut le reconnaître, sont mal définis : on s'est
empressé de leur donner un nom avant même qu'on eût
constaté leur existence propre, et c'est ainsi qu'on a signalé
successivement la *digitalose*, la *digitaline*, la *digitalide*, la
digitalicrine, la *digitalosine*, la *digitalétine*, la *digitalosmine*,
et tant d'autres matières ne représentant, pour la plupart,

que des mélanges complexes ou des produits dérivés par métamorphose.

Le premier mémoire qui ait jeté quelque lumière sur la composition de la digitale, et en particulier sur la nature et les propriétés du principe actif qu'elle renferme, est celui que M. Homolle a présenté à la Société de pharmacie de Paris, en 1844, et qui fut couronné par elle à la suite d'un concours qu'elle avait ouvert sur cette importante question. Le grand mémoire que le même chimiste publia dix ans plus tard, en collaboration avec M. Quevenne, eut pour résultat de montrer que la digitaline obtenue directement de sa combinaison avec le tannin n'était pas un principe homogène, comme il l'avait d'abord pensé, et que le chloroforme offrait, par son action dissolvante toute spéciale, un moyen précieux d'accroître ses propriétés actives, en la rapprochant de l'état de pureté.

Depuis cette époque, un grand nombre de recherches nouvelles ont été publiées sur la digitale, mais elles n'ont rien changé au mode de préparation ou de purification du principe actif qu'elle renferme ; en sorte qu'aujourd'hui, dans les pharmacopées officielles de France, d'Allemagne et d'Angleterre, la digitaline figure comme une matière *amorphe*, n'ayant d'autres caractères distinctifs que son amertume extrême, la couleur verte qu'elle développe au contact de l'acide chlorhydrique, et l'action spéciale qu'elle exerce sur le cœur des animaux auxquels elle est administrée.

Quoique la faculté de cristalliser n'appartienne pas nécessairement à toutes les substances actives, il y avait de fortes raisons pour croire que la digitaline en était pourvue ; et il était désirable, sous tous les rapports, qu'elle fût obtenue sous cette forme. Non-seulement on y trouvait l'avantage de pouvoir affirmer son existence comme principe défini, mais on donnait ainsi un caractère de certitude à certains points de son histoire qui laissaient encore des doutes dans l'esprit de beaucoup de chimistes. Enfin, il y avait intérêt, au point de vue de l'étude toxicologique de cette substance, à ce qu'elle fût obtenue pure et toujours identique avec elle-même, cette identité étant la seule base fixe et certaine pour toutes les expérimentations physiologiques ou médicales dont la digitaline pouvait être l'objet.

Telles sont les raisons qui ont porté l'Académie à signaler aux concurrents, comme premier point du problème à résoudre, l'*isolement de la digitaline à l'état de pureté ;* et l'on peut dire que, dans sa pensée, toutes les autres recherches réclamées par le programme ne devaient avoir d'intérêt réel qu'autant que ce premier point, ce point fondamental, aurait été résolu.

Le concours dont je viens aujourd'hui entretenir l'Académie est, en réalité, un troisième concours sur le même sujet. La question de la digitale et de la digitaline, posée pour la première fois en 1864, et pour la seconde fois en 1866, n'a produit dans aucune de ces deux épreuves les résultats positifs que l'Académie désirait, et qu'avec le fondateur du prix, elle pouvait espérer légitimement obtenir. Aussi n'a-t-elle pas hésité à remettre la question au concours pour la troisième fois, dans les termes mêmes où elle avait été posée en 1864.

Voici, d'ailleurs, l'énoncé textuel de cette question :

« De la digitaline et de la digitale ;

« Isoler la digitaline ;

« Rechercher quels sont les caractères chimiques qui, « dans les expertises médico-légales, peuvent servir à dé-« montrer l'existence de la digitaline et celle de la digitale ;

« Quelles sont les altérations pathologiques que ces sub-« stances peuvent laisser à leur suite dans les cas d'empoi-« sonnement ;

« Quels sont les symptômes auxquels elles peuvent donner « lieu ;

« Jusqu'à quel point et dans quelle mesure peut et doit « être invoquée l'expérimentation sur les animaux, des ma-« tières vomies, de celles trouvées dans l'économie, ou des « produits de l'analyse, comme indice ou comme preuve de « l'existence du poison et de l'empoisonnement. »

En réponse à cette question, trois mémoires furent envoyés à l'Académie, accompagnés d'échantillons de digitaline et de produits divers extraits de la digitale. La commission examina avec le soin le plus, minutieux chacun de ces mémoires, et c'est le résultat de cet examen que, comme rapporteur, je viens vous présenter aujourd'hui.

Je n'arrêterai pas longtemps votre attention, messieurs, sur le mémoire inscrit sous le numéro 1, et portant pour devise : *Id est venenum quod experientia chimica demonstrat.* C'est une étude patiente et consciencieuse de toutes les préparations pharmaceutiques de la digitale, que l'auteur compare au point de vue de leurs propriétés chimiques et médicales, et sur lesquelles il pense pouvoir fixer l'opinion des pharmacologistes. Dans ses recherches chimiques concernant l'extraction de la digitaline, il met en pratique le procédé ordinaire, en signalant toutefois, comme remarque nouvelle, que la matière précipitée par le tannin se compose en réalité de deux principes : la *digitaline* et la *digitalidine*, dont l'union forme ce qu'il appelle la *digitelline*. Il dit être parvenu à séparer ces deux principes ; mais il est facile de voir, d'après les propriétés qu'il leur attribue, comme d'après les doses auxquelles il les administre, que ni l'une ni l'autre de ces deux substances ne représente la véritable digitaline, c'est-à-dire le principe cristallisable et défini auquel il convient de rapporter l'action de la digitale.

Quant aux autres points de la question, l'auteur les traite dans un chapitre spécial ; mais les assertions qu'il y produit reposent, pour la plupart, sur des présomptions plutôt que sur des preuves fournies par l'expérience.

Le mémoire n° 2 (Homolle) portant pour épigraphe : *Dimidium facti qui cœpit habet*, est un travail considérable qui avait déjà été présenté au concours de 1868, que la commission d'alors avait particulièrement remarqué et cité avec les plus grands éloges, et que l'auteur a cherché à compléter au double point de vue chimique et toxicologique, pour répondre au vœu exprimé dans le rapport que l'Académie a entendu en 1868, et qu'elle a approuvé.

Reconnaissant tout d'abord l'importance de la question chimique, l'auteur établit, en tête de son mémoire que : « Si « l'on n'est point parvenu à isoler la digitaline et à la présen- « ter comme corps bien défini, on ne peut donner comme cer-

« tain aucun des faits ultérieurs. » Aussi s'attache-t-il, par tous les moyens possibles, à obtenir la digitaline à l'état cristallisé. Les nouvelles recherches auxquelles il se livre le conduisent à abandonner le procédé de MM. Homolle et Quevenne qu'il avait jusque-là suivi, et à supprimer l'emploi du tannin pour recourir à l'action directe des dissolvants. Dans le procédé nouveau auquel il s'arrête, la macération aqueuse de digitale est agitée successivement avec la benzine rectifiée qui en sépare les matières étrangères inactives, et avec le chloroforme pur qui enlève et dissout la digitaline. En purifiant celle-ci par un simple traitement alcoolique en présence du charbon animal lavé, on l'obtient sous forme d'une couche blanche, mamelonnée, entourée d'une zône jaune-paille qu'on peut en séparer facilement.

Certes, si la digitaline ainsi obtenue présentait réellement les caractères d'un produit homogène et pur, nous n'aurions que des éloges à adresser à l'auteur pour avoir fait connaître un procédé de préparation à la fois si simple et si facile à réaliser. Mais il n'en est point ainsi ; l'examen microscopique, l'action des dissolvants, les phénomènes de coloration auxquels donne lieu le contact des acides, tout conspire pour montrer que le produit obtenu par le procédé simple dont il vient d'être question est loin de représenter un principe pur, invariable dans ses caractères et uniforme dans son action.

Parmi les propriétés que l'auteur du mémoire n° 2 attribue à la digitaline, il en est une qu'il considère comme vraiment spécifique, c'est la coloration verte qu'elle développe au contact de l'acide chlorhydrique. Cette réaction, signalée pour la première fois par MM. Homolle et Quevenne, n'a été constatée jusqu'ici que sur des produits impurs, en sorte qu'on est resté dans le doute sur son véritable siége et sur la nature des éléments entre lesquels elle s'accomplit. Est-elle inhérente à la digitaline elle-même ou aux matières étrangères qui souillent sa pureté ? Plusieurs chimistes ont pensé qu'elle provenait de l'action exercée par l'acide chlorhydrique sur un principe oléo-résineux qui accompagne obstinément la digitaline ; mais l'auteur du mémoire n° 2 affirme l'opinion contraire, en s'appuyant sur des expériences nombreuses dont le résultat paraît en effet concluant. La coloration dont il s'agit deviendrait alors de plus en plus intense, à mesure que la digitaline se rapprocherait davantage de l'état de pureté. Or en comparant, à ce point de vue, la digitaline du mémoire n° 2 avec celle du mémoire n° 3 (Nativelle), dont nous allons tout à l'heure entretenir l'Académie, on est frappé des différences considérables qui s'y remarquent. Tandis que, dans le premier cas, la couleur verte est lente à se développer, et n'acquiert, en définitive, qu'un degré d'intensité faible ; dans le second, au contraire, l'action est prompte, et quelques minutes suffisent pour que le mélange prenne une couleur vert-émeraude du plus vif éclât. Le fait observé par l'auteur du mémoire n° 2 devient ainsi un des arguments les plus manifestes contre la pureté de la digitaline qu'il a obtenue.

Cette circonstance est de tous points regrettable, car elle réagit de la manière la plus fâcheuse sur toutes les autres parties du mémoire, que l'auteur a traitées avec conscience et auxquelles il a donné les plus grands développements. Comment admettre désormais tout ce qu'il dit de la recherche de la digitaline dans les expertises médico-légales, des altérations pathologiques qu'elle peut produire, des symptômes auxquels elle donne lieu, de l'intensité d'action qu'elle possède, lorsque la matière qui a servi de base aux observations qu'il présente n'a pas le degré de pureté qui peut seul les rendre concluantes ? Reconnaissons, toutefois, que la digitaline n'est pas seule en cause dans le programme tracé aux concurrents, et qu'alors même que les faits observés devraient être rapportés aux principes étrangers qui l'accompagnent dans la plante, leur constatation aurait encore assez d'intérêt pour qu'on sût gré à l'auteur de les avoir signalés. Cette partie médicale de son travail renferme, d'ailleurs, quelques résultats importants. C'est ainsi que les effets toxiques produits chez la grenouille par les diverses préparations de la digitale constituent, selon lui, une réaction physiologique d'une extrême sensibilité, très-nette et tout à fait caractéristique, que l'expert doit toujours invoquer comme complément nécessaire des essais chimiques, toutes les fois, du moins, que les circonstances ou les quantités de matières obtenues lui permettent d'y recourir.

J'arrive maintenant au mémoire n° 3 (Nativelle), portant pour devise : *Toute substance active recèle un principe immédiat cristallisable doué de ses propriétés essentielles.* Ce mémoire est accompagné de quatre produits extraits de la digitale, et parmi ces produits se trouve un magnifique échantillon de *digitaline cristallisée pure.*

Tous les chimistes savent, dit l'auteur du mémoire n° 3, que la digitaline est insoluble dans l'eau, et qu'elle n'affecte, dans la digitale, aucune combinaison saline capable de modifier cette propriété. Cependant, c'est dans le produit de la macération aqueuse qu'on l'a jusqu'ici recherchée, et l'on a rejeté comme inutile et complétement épuisé le résidu provenant de ce traitement. C'est à cette cause qu'il convient, selon lui, de rapporter l'insuccès des expérimentateurs ; car l'expérience lui a démontré que, tandis que le macéré aqueux de digitale renferme principalement un produit amorphe, soluble dans l'eau en toute proportion, qu'il appelle *digitaléine,* on retrouve, au contraire, dans le résidu du traitement, la presque totalité du principe actif cristallisable, uni à un autre principe très-amer aussi, qui s'en rapproche par ses propriétés, mais qui ne cristallise pas. Ainsi la macération aqueuse ne contiendrait que peu ou pas de *digitaline cristallisée,* et c'est le résidu, perdu jusqu'ici, qui serait le plus intéressant au point de vue de l'extraction de ce principe.

En partant de cette donnée, confirmée par l'expérience, l'auteur apporte au procédé ordinairement suivi une première modification qui consiste à substituer le traitement alcoolique au traitement aqueux. Après avoir épuisé la digitale au moyen de l'alcool à 50 degrés, il distille la teinture et concentre le résidu de la distillation jusqu'à ce que son poids soit égal à celui de la digitale mise en expérience. Ici se présente une remarque dont la portée est générale, que l'auteur n'a peut-être pas mise suffisamment en relief dans son mémoire, mais qu'il a appliquée de la manière la plus heureuse dans son procédé d'extraction. Lorsque plusieurs principes existent simultanément dans une même plante, ils sont doués le plus souvent, les uns à l'égard des autres, d'une action particulière qui détermine ou favorise leur dissolution réciproque dans un même liquide. Cette faculté se manifeste surtout dans les liqueurs très-concentrées ; elle s'affaiblit au contraire et s'annule presque complétement dans les liqueurs étendues. C'est ainsi qu'une liqueur concentrée d'opium peut contenir, indépendamment des principes que l'eau dissout directement, une proportion plus ou moins considérable de résine qui s'y trouve entraînée à la faveur même de ces principes, et qui se sépare de la dissolution dès que celle-ci vient à être étendue d'une certaine quantité d'eau. Le même effet se produit dans le cas de la digitale : dans le liquide concentré qui représente le produit d'évaporation du traitement alcoolique, on trouve en dissolution non-seulement les principes directement solubles dans l'eau, comme la digitaléine, mais d'autres principes, tels que la digitaline et la digitine, qui, insolubles par eux-mêmes, se maintiennent cependant en dissolution à la faveur des précédents et grâce à l'état de concentration où ils se trouvent. Aussi, vient-on à étendre ce liquide concentré de trois fois son poids d'eau, on voit se former un dépôt d'apparence poisseuse dont la quantité augmente graduellement, et qui représente, quand il est complet, la presque totalité de la digitaline accompagnée, il est vrai, de digitine et de matière colorante, mais débarrassée de la digitaléine et des autres principes solubles qui sont, d'après l'auteur, le principal obstacle à sa cristallisation. Cette partie du procédé constitue une seconde modification tout aussi importante que la première.

Pour extraire du dépôt poisseux les deux principes cristallisables qu'il renferme, le mémoire indique de l'essorer d'abord sur des doubles de papiers à filtre, et de le traiter ensuite par deux fois son poids d'alcool à 60 degrés bouillant. La solution filtrée est abandonnée dans un lieu frais où elle ne tarde pas à se couvrir de cristaux qui envahissent sa surface, ainsi que la paroi interne du vase où elle se trouve contenue. La formation de ces cristaux se continue pendant un temps très-long, et ce n'est guère qu'au bout de huit ou dix jours qu'on peut considérer la liqueur comme complétement épuisée. On introduit alors le tout dans une allonge à déplacement dont la douille est munie d'une boule de coton : l'eau mère coule et les cristaux restent. On les lave avec une petite quantité d'alcool à 35 degrés qui déplace les dernières portions d'eau mère, et ils sont alors presque complétement décolorés. Pour arriver à la digitaline pure, il ne reste plus que deux choses à faire : séparer du mélange cristallin la digitine, qui constitue plus des deux tiers de sa masse, et donner à la digitaline la forme cristallisée et parfaitement définie sous laquelle il convient de la présenter aux usages médicaux. C'est à quoi l'on parvient par l'action successive du chloroforme sur le mélange cristallin et de l'alcool à 90 degrés sur le produit d'évaporation de la solution chloroformique.

Il serait difficile d'imaginer un traitement analytique plus net et plus complet que celui du chloroforme agissant sur un simple mélange de digitaline et de digitine. La partie qu'il dissout possède, en effet, une amertume excessive ; elle donne au contact de l'acide chlorhydrique une couleur vert-émeraude d'une merveilleuse intensité ; son action sur l'économie est tellement vive, qu'un quart de milligramme suffit pour produire les effets ordinaires de la digitale. Au contraire, toute la partie que le chloroforme laisse indissoute est sans saveur, ne donne aucune coloration par l'acide chlorhydrique et ne possède aucune action appréciable sur l'organisme.

Laissant donc de côté ce dernier produit, on traite le résidu de l'évaporation de la liqueur chloroformique par huit fois son poids d'alcool à 90 degrés bouillant. On ajoute un peu de charbon animal bien lavé, on filtre et l'on abandonne au refroidissement dans un petit ballon imparfaitement bouché. Le liquide ne tarde pas à se remplir de cristaux qui apparaissent sous forme d'aiguilles fines, blanches et brillantes, groupées autour du même axe : c'est la digitaline pure.

En voyant cette nouvelle substance si différente, par son apparence, comme par sa forme, de tout ce qu'on a connu jusqu'ici sous le nom de *digitaline*, la commission a pensé qu'il était de son devoir d'en vérifier la nature, d'en constater les propriétés physiologiques et chimiques, enfin de soumettre au contrôle de l'expérience le procédé lui-même qui avait permis de l'obtenir.

Sur ce dernier point, la commission a pu se convaincre que les assertions de l'auteur sont parfaitement exactes. En suivant pas à pas le procédé qu'il décrit dans son mémoire, elle a obtenu un principe immédiat entièrement semblable à l'échantillon présenté, ayant par conséquent même apparence, même forme cristalline, mêmes propriétés à l'égard des dissolvants neutres ou acides, donnant enfin au contact de l'acide chlorhydrique concentré une couleur vert-émeraude tout aussi vive et tout aussi marquée.

Quant à l'action physiologique de la digitaline pure obtenue par ce nouveau procédé, elle se trouve établie par trois séries d'expérimentations. Déjà notre collègue M. Gubler, après de nombreux essais faits à la demande de l'auteur, avait formulé cette conclusion : « Que la digitaline cristalli-« sée possède les propriétés thérapeutiques et toxiques de la « digitale elle-même, avec une intensité d'action incompara-« blement supérieure, et telle qu'on doit l'attendre du prin-« cipe actif pur de la plante. »

Mais la digitaline, sur laquelle avaient porté ces essais, pouvait différer de celle qui avait été présentée à l'Académie, et il importait que la commission fût fixée sur la digitaline de l'auteur, telle qu'il l'avait obtenue par le procédé décrit dans son mémoire, et telle que la commission avait pu l'obtenir après lui, en se conformant à toutes les indications prescrites.

Deux de nos collègues, MM. Marrotte et Vulpian, ont bien voulu se charger de faire, chacun de leur côté, les expérimentations nécessaires.

M. Marrotte a opéré avec une solution alcoolique de digitaline au millième, qu'il a administrée à vingt-trois malades dont la plupart étaient atteints d'affections organiques du cœur. La solution, introduite dans une potion à l'aide d'un tube gradué, à dose par conséquent toujours exacte et parfaitement connue, a été prescrite dans des cas bien déterminés, et dans les conditions les plus propres à rendre les résultats concluants.

« Lors de mes premières expériences, dit M. Marrotte, étant
« mal renseigné sur l'activité du nouveau médicament, je l'ai
« employé d'abord à la dose de 1 milligramme, répétée une et
« même deux fois par jour : mais j'y ai promptement renoncé,
« à cause des accidents toxiques qu'il a occasionnés. A la dose
« de 3 milligrammes dans les vingt-quatre heures, la nou-
« velle digitaline détermine, dans la journée même ou le len-
« demain, la saturation et l'intolérance, nausées, vomisse-
« ments, diarrhées, vertiges, accidents qui peuvent durer
« deux, trois jours et même plus longtemps, malgré la ces-
« sation du médicament. Un quart de milligramme, un demi-
« milligramme, et même trois quarts de milligramme par jour,
« en ne continuant pas cette dernière dose trop longtemps,
« sont bien supportés. Mais dans la plupart des cas, 1 milli-
« gramme suffit pour amener, au bout de trois, quatre ou
« cinq jours, une action marquée sur la circulation. Les bat-
« tements du cœur deviennent plus lents, plus réguliers, plus
« énergiques. »

Dans le résumé qu'il donne des résultats de son observa-
tion, M. Marrotte conclut :

« Que le nouveau médicament paraît avoir des effets tout
« à fait identiques avec ceux des autres préparations de digi-
« tale et en particulier de la digitaline de MM. Homolle et Que-
« venne, mais que son action est incomparablement plus
« énergique. »

M. Vulpian a établi ses expériences en vue de connaître
l'action physiologique de la nouvelle substance, et de la com-
parer à celle du produit désigné sous le nom de digitaline de
MM. Homolle et Quevenne. Les essais ont porté sur des grenouilles que l'on a choisies aussi semblables que possible,
et ils ont consisté à introduire sous la peau d'une des régions
jambières une même quantité des deux produits préalable-
ment dissous dans l'alcool. Pour être bien certain que c'était
par les voies circulatoires et non autrement que la digitaline
en solution était transportée jusqu'au cœur, notre collègue a
pris soin de l'injecter dans une région aussi éloignée que possible de cet organe, et de n'introduire sous la peau qu'une faible quantité de liquide.

Dans les expériences parallèles et très-soignées dont le détail a été remis à la commission, les deux digitalines ont paru posséder, à l'état de solution alcoolique, une puissance d'action sur le cœur à peu près égale. Mais, ainsi que le fait remarquer M. Vulpian, il y a une difficulté sérieuse dans la conséquence à tirer des résultats obtenus. Lorsqu'on injecte sous la peau une solution alcoolique de digitaline, il y a toujours un précipité qui se forme au contact des humeurs aqueuses de l'animal. Or, la digitaline cristallisée étant moins soluble que la digitaline de MM. Homolle et Quevenne, le précipité auquel elle donne lieu est plus abondant, et par suite la quantité absorbée est beaucoup moindre.

M. Vulpian établit comme conclusion de ses expériences :

« Que la digitaline cristallisée du mémoire n° 3 (Nativelle) « a une action évidente et énergique sur le cœur ; et comme « il s'agit d'une substance définie, que l'on peut obtenir con- « stamment identique, on est à même de doser cette action, « ce qui est à peu près impossible lorsqu'il s'agit de la digi « taline de MM. Homolle et Quevenne, substance d'énergie « forcément variable, suivant les diverses circonstances de « la récolte des plantes et de la préparation. »

En présence des résultats consignés dans ces trois séries d'observations, la commission pour le prix Orfila ne pouvait plus conserver de doutes sur l'action physiologique et médicale de la nouvelle substance. Elle était, d'ailleurs, éclairée sur la valeur pratique du procédé à l'aide duquel on pouvait l'obtenir. Elle n'avait donc plus qu'un regret à formuler au sujet du mémoire n° 3, c'était que l'auteur n'eût pas donné à son important travail le développement toxicologique que comportait la question. Mais il faut reconnaître que l'isolement de la digitaline pure et la constatation des véritables caractères qui lui appartiennent étaient le point difficile et fondamental de la question ; et il faut reconnaître en outre que, ce point étant aujourd'hui résolu, les études complémentaires qui pourraient être faites désormais sur la recherche de la digitaline auront un caractère de certitude qu'elles n'ont pu avoir jusqu'ici.

(Suivent les conclusions.)

Prix Orfila. — Conformément à la volonté du donateur, l'Académie avait remis au concours, pour la troisième et dernière fois, la question suivante : *De la digitaline et de la digitale.*

Cette question était accompagnée du programme suivant : « Isoler la digitaline, rechercher quels sont les caractères chimiques qui dans les expertises médico-légales peuvent servir à démontrer l'existence de la digitaline et celle de la digitale ; — quelles sont les altérations pathologiques que ces substances peuvent laisser à leur suite dans les cas d'empoisonnement ; — quels sont les symptômes auxquels elles peuvent donner lieu ; — jusqu'à quel point, et dans quelle mesure peut et doit être invoquée l'expérimentation sur les animaux des matières vomies, de celles trouvées dans l'économie ou des produits de l'analyse, comme ndice ou comme preuve de l'existence du poison et de l'empoisonnement. »

Le prix Orfila est bisannuel et d'une valeur de 2 000 francs, mais par suite d'ajournements successifs, et en vertu des termes mêmes de la donation, le prix à décerner en 1870 était de 6 000 francs.

L'Académie a reçu trois mémoires.

Le mémoire inscrit sous le numéro 3 (Nativelle), dit le rapporteur de la commission, notre savant confrère M. Buignet, était accompagné de plusieurs flacons, dont l'un contenait des cristaux sous forme d'aiguilles fines, blanches et brillantes, c'est-à-dire une substance si différente de tout ce qu'on connaissait jusqu'ici sous le nom de *digitaline*, que la commission a considéré, tout d'abord, comme son devoir d'en vérifier la nature et d'en constater les propriétés. M. Buignet a entrepris cette tâche, et il a mis au service de la commission son habileté bien connue.

En suivant les procédés indiqués par l'auteur, il a obtenu et mis sous les yeux de l'Académie une substance cristallisée, identique avec la précédente, qui n'est autre que la digitaline pure, et que trois de nos collègues, MM. Gubler, Marrotte et Vulpian, ont mise à l'essai. Ces essais ont montré, ainsi d'ailleurs qu'on devait s'y attendre, que la digitaline à l'état de pureté possède les propriétés de la digitale, mais avec une intensité d'action incomparablement supérieure.

Le médecin a donc aujourd'hui à sa disposition un principe cristallisable, par conséquent défini, qu'il peut doser avec exactitude et dont il est possible désormais de mesurer l'action physiologique, toxique et thérapeutique. La digitaline n'avait pas encore été obtenue à l'état cristallisé : on peut dire qu'elle n'était pas connue.

L'auteur du mémoire n° 3 s'est donc distingué par une véritable découverte, et il a, en même temps, rendu un service signalé aux sciences biologique et médicale. Sans doute il n'a répondu qu'à la première partie du programme, et il eût été désirable qu'il pût compléter son œuvre en abordant le problème toxicologique. Mais, ainsi que le fait remarquer le rapporteur de la commission, l'isolement de la digitaline était le point fondamental. Or, ce point étant résolu, les recherches toxicologiques et autres dont la digitaline sera l'objet auront à l'avenir un caractère de certitude qu'elles n'ont pu avoir jusqu'ici.

L'Académie n'a pas hésité à décerner à l'auteur du mémoire n° 3 le prix Orfila, c'est-à-dire un prix de 6 000 francs. Lorsque, après la lecture du rapport de la commission, le pli cacheté annexé au mémoire n° 3 a été ouvert en comité secret, le nom de l'auteur, M. Nativelle, a été salué par des applaudissements unanimes.

RECHERCHES SUR LA DIGITALE

DÉCOUVERTE

DE LA

DIGITALINE CRISTALLISÉE

Toute substance active recèle un principe immédiat cristallisable doué de ses propriétés essentielles.

Mes premières recherches sur la digitale, qui remontent à une époque bien éloignée déjà, me donnèrent à penser qu'il devait exister dans cette plante si active autre chose que le produit amorphe en usage sous le nom de *digitaline*, et que, le *premier*, j'étais parvenu à isoler.

C'est avec cette conviction que toute substance active recèle un principe immédiat cristallisable, doué de ses propriétés essentielles, que je me livrai à de nouvelles recherches, prenant à tâche, quelles que fussent les difficultés que je savais avoir à surmonter, de les poursuivre jusqu'au bout, c'est-à-dire jusqu'à ce que j'eusse obtenu, par un mode simple, et dans son plus grand état de pureté, ce principe actif cristallisé de la digitale, sur l'existence duquel je n'avais aucun doute.

Après de longues et patientes recherches mes prévisions se sont réalisées.

La *digitaline cristallisée*, qui toujours s'était dérobée aux investigations des chimistes, est enfin acquise à la science.

Cette nouvelle substance se présente en cristaux légers, très-blancs, formés d'aiguilles courtes et déliées groupées autour du même axe.

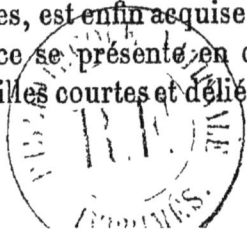

La digitaline cristallisée est très-amère, d'une amertume persistante, qui rappelle, à part son intensité, celle de la digitale.

Comme elle est à peine soluble dans l'eau, sa saveur se développe lentement; pour bien l'apprécier, il suffit d'en dissoudre une parcelle dans une goutte d'alcool; une trace de ce soluté prouvera son amertume.

L'alcool froid à 90 centièmes la dissout bien : 12 parties suffisent; bouillant, il n'en faut que la moitié : elle cristallise par le refroidissement. -

L'alcool anhydre la dissout moins facilement.

L'éther sulfurique à 65 degrés, exempt d'alcool, n'en dissout que des traces.

Le chloroforme pur est son meilleur dissolvant : elle s'y dissout à froid en toutes proportions; ce caractère servira à constater sa pureté.

Le chloral anhydre la dissout rapidement; peu à peu le soluté prend une teinte rosée qui se communique aux cristaux de chloral hydraté qui se produisent aux parois du verre, au-dessus du liquide; cette teinte change bientôt, passe au ton vineux, plus durable, et de là au vert bleu foncé, qui persiste longtemps.

La benzine et le sulfure de carbone ne la dissolvent pas.

L'eau la dissout à peine, même bouillante; cependant elle acquiert une saveur amère prononcée.

Chauffée au-dessous de 100 degrés, elle devient très-électrique; cette propriété est remarquable : lorsqu'on la sèche au bain-marie pour la soumettre au chloroforme par la trituration, elle est lancée contre les parois de la capsule et jusque sur les doigts, où elle adhère et dont elle ne se détache que difficilement.

Les acides la dissolvent, réagissent sur elle, et donnent les colorations suivantes :

Acide chlorhydrique concentré : coloration jaune qui passe au vert-émeraude ;

Acide sulfurique : coloration verte, qui, par la vapeur de brome, passe au rouge-groseille; étendu d'eau, le soluté redevient vert ;

Acide azotique : pas de coloration d'abord, puis teinte jaune persistant par l'addition de l'eau ;

Eau régale : coloration jaune, qui peu à peu passe au vert obscur ;

Acides sulfurique et azotique, à parties égales : coloration rose terne, qui promptement passe au violet foncé.

Chauffée sur une lame de platine, elle fond d'abord sans se colorer, brunit, se boursoufle, répand d'abondantes vapeurs, et disparaît sans laisser de traces.

La digitaline cristallisée n'a point d'odeur ; elle est neutre, non azotée.

L'analyse élémentaire de cette substance a donné pour résultats :

Carbone.	51,33
Hydrogène.	6,85
Oxygène.	41,82
	100,00

EXTRACTION DE LA DIGITALINE CRISTALLISÉE
(Principe actif pur de la digitale).

Lorsqu'on traite par l'eau la digitale, suivant la méthode indiquée pour en obtenir le produit amorphe, nommé *digitaline*, elle est loin d'être épuisée.

L'eau, n'ayant d'action que sur les parties solubles, extractives et salines de la plante, laisse *intact* dans le résidu, fortement amer encore, et qu'on abandonne comme épuisé, le principe actif cristallisable, uni à un autre principe, très-amer aussi, qui s'en rapproche par ses propriétés, mais qui ne cristallise pas (1).

Ce principe secondaire, d'où semble dériver la digitaline cristallisée, possède comme elle, mais à un degré moindre, les mêmes réactions ; je le nomme *digitaline amorphe*.

La liqueur de ce traitement par l'eau ne contient pas trace de digitaline cristallisée.

(1) Outre ces deux principes actifs, se trouve dans ce résidu une substance relativement abondante, qui cristallise en même temps que la digitaline et que d'abord j'avais confondue avec elle, mais qui est *totalement* dépourvue de saveur. Je la nomme *digitine*.

Le produit amorphe qu'on en sépare est soluble à froid dans l'eau, en toute proportion ; je le désigne sous le nom de *digitaléine*, pour le distinguer de la digitaline amorphe, qui n'est soluble que dans l'alcool.

De ce traitement de la digitale par l'eau, il résulte que c'est le résidu, *perdu jusqu'ici*, qui devient le plus intéressant. C'est sur lui surtout que j'ai dirigé mes recherches. Le but atteint, j'ai dû, pour éviter deux opérations, m'occuper d'un autre mode, afin d'agir directement sur la plante. Après de nouvelles difficultés, bien des tâtonnements encore, je suis arrivé aux mêmes résultats qu'en opérant sur le résidu.

Voici ce mode, rendu aussi simple qu'il m'a été possible :

1000 parties de poudre grossière de digitale des bois (1) sont humectées avec 1000 parties d'eau tenant en dissolution 250 parties d'acétate plombique cristallisé ; douze heures après on ajoute 80 parties de bicarbonate sodique, en poudre fine (2) ; on prolonge le contact douze autres heures, en ayant soin de mêler de nouveau de temps en temps.

On met ce mélange dans un cylindre à déplacement, en le tassant suffisamment, et on l'épuise jusqu'à cessation d'amertume, avec de l'alcool à 50 centièmes.

On obtient environ 5 000 parties de liqueur (3), qu'on distille pour en retirer tout l'alcool (4). La liqueur restante est évaporée au bain-marie, jusqu'à réduction de 1000 parties ;

---

(1) La digitale des bois récoltée en mai, avant le développement de la tige florale, est plus riche en principes actifs, notamment en digitaline cristallisée. Elle doit être séchée avec soin, dans un grenier bien ventilé ou dans une étuve à courant d'air, et conservée à l'abri de la lumière.

(2) Ce sel a pour but de saturer l'acide acétique rendu libre par la fixation du plomb sur la partie extractive et tannante de la plante ; le mélange, en se neutralisant, retient dans le résidu ce qui est étranger aux principes actifs : la liqueur qui en résulte se trouve ainsi très-décolorée et mieux que ne l'aurait fait le sel plombique basique, qui d'ailleurs, par son alcalinité, altère les produits. Ces réactions, dans la poudre même, évitent les longues et encombrantes filtrations nécessaires pour en séparer les précipités, et la perte de la liqueur dont ils sont imprégnés.

(3) Cette liqueur représente toute la digitale, moins la partie ligneuse, le tannin, l'extractif et la chlorophylle.

(4) Le bain-marie doit avoir, à sa partie supérieure, un diaphragme en toile métallique ou autre, afin d'empêcher la mousse qui se produit sur la fin de l'opération d'être entraînée dans le serpentin.

rèfroidie, on l'introduit dans un flacon et on l'étend de trois fois son poids d'eau : il s'en sépare une matière jaunâtre, poisseuse, très-amère, composée de toute la digitaline cristallisée, de la digitaline amorphe et de la digitine ; cette dernière apparaît au milieu de la masse en petits cristaux brillants. Vingt-quatre heures après, on décante la liqueur surnageante, devenue claire (1) ; on met le dépôt sur un filtre, on entraîne par un peu d'eau la liqueur qui l'imprègne, et on l'étend sur des doubles de papier poreux ; bien essoré, on obtient en moyenne 50 parties de cette matière. On la dissout dans 1000 parties d'alcool à 60 centièmes, bouillant ; on laisse refroidir ; une partie de la digitine cristallise aux parois du ballon. On verse dans cette liqueur un soluté, fait avec 5 parties d'acétate plombique cristallisé et 10 parties d'eau chaude, qu'on étend de son volume d'alcool. On sépare, par le filtre, le précipité (2) et on ajoute à la liqueur limpide et bien décolorée un autre soluté fait avec 3 parties de phosphate sodique et 9 parties d'eau chaude ; on filtre de nouveau, on distille pour en retirer l'alcool ; on évapore au bain-marie le résidu de la distillation, jusqu'à réduction de 100 parties ; on laisse refroidir : la matière jaune, poisseuse, se sépare, comme d'abord, mais plus pure (3), de la liqueur devenue aqueuse ; on met le tout sur un filtre, on lave avec un peu d'eau et on étend sur des doubles de papier poreux, comme il est dit plus haut : bien essoré, on obtient de 20 à 25 parties de cette matière ; on la dissout, à chaud, dans un ballon avec le double de son poids d'alcool à 60 centièmes, et on abandonne le tout dans un lieu froid.

La digitine cristallise aussitôt le refroidissement ; puis, quelques jours après, apparaissent au milieu d'elle les cristaux rayonnés, jaunâtres, un peu opaques, de la digitaline (4).

(1) Cette liqueur, qui ne contient plus que de la *digitaldéine*, sera traitée à part.
(2) Ce précipité sera repris plus loin pour en retirer la *digitine* qu'il contient en assez forte proportion : 2 parties au moins, outre celle qui sera séparée bientôt de la digitaline cristallisée.
(3) Cette purification est indispensable, autrement la digitaline ne cristalliserait pas.
(4) Cette teinte et cette opacité disparaissent par la purification.

Lorsqu'ils ne paraissent plus augmenter, on met le tout dans un cylindre à déplacement, garni d'un tampon de coton ; la liqueur mère écoulée (1), on sépare celle adhérente aux cristaux en versant dessus de l'alcool à 35 centièmes ; le magma jaunâtre est dissous à chaud dans 100 parties d'alcool à 90 centièmes ; on ajoute 5 parties de charbon animal lavé, on fait bouillir quelques minutes, on filtre, et on distille jusqu'à ce qu'il ne passe plus rien ; on sèche les cristaux résultants dans une capsule, au bain-marie ; on les réduit en poudre fine qu'on introduit dans un flacon à l'émeri, et sur lesquels on verse 20 parties de leur poids de chloroforme pur (2). La proportion de ces cristaux est de 2 à 3 parties. On agite fortement : la digitaline cristallisée seule se dissout, la substance inerte (digitine) restée intacte vient occuper la partie supérieure du chloroforme, à mesure qu'il s'éclaircit ; on filtre vingt-quatre heures après dans un entonnoir couvert ; la solution passe vite et limpide ; on sépare avec un peu de chloroforme celle qui imprègne le résidu (3). On distille à siccité ; le produit cristallisé du ballon est la digitaline colorée par une matière jaune assez tenace (4); on la dissout dans 10 parties d'alcool à 85 centièmes ; on fait bouillir quelques minutes avec un peu de noir animal lavé, on filtre et on agite jusqu'à refroidissement ; le tout ne tarde pas à se prendre en masse. Quelques jours après, on sépare par déplacement les cristaux déjà bien décolorés de la liqueur mère (5); celle restée adhérente est entraînée par un peu d'alcool à 35 centièmes : on recommence cette opération jusqu'à ce qu'ils soient blancs.

(1) Cette liqueur mère tient en solution la *digitaline amorphe* ; j'indiquerai bientôt le moyen de l'en séparer.

(2) Le chloroforme doit être bien exempt d'alcool ; on l'en sépare facilement en l'agitant avec son volume d'eau et en distillant après décantation.

(3) Ce résidu retient peu de digitaline ; il se compose presque en totalité de digitine ; il est utile cependant de le reprendre par le chloroforme après l'avoir séché et mis en poudre.

(4) Cette matière colorante rougit par les alcalis comme celle du curcuma.

(5) Cette liqueur mère, d'une teinte jaune prononcée, retient beaucoup de digitaline cristallisée et un peu de digitaline amorphe. On la sépare de cette dernière, et on l'amène à blancheur par des cristallisations successives.

Enfin on les dissout une dernière fois, à saturation, dans l'alcool distillé à 90 centièmes, bouillant : le soluté incolore est versé dans une capsule en verre couverte d'un disque. La digitaline pure apparaît bientôt sous forme d'aiguilles fines, blanches et brillantes, groupées autour du même axe.

L'alcool presque évaporé, on la sèche sur des doubles de papier de soie.

1000 parties de feuilles de digitale donnent 1 partie de digitaline cristallisée.

DIGITALINE AMORPHE
(Principe secondaire de la digitale, insoluble dans l'eau).

La digitaline amorphe se trouve dans la première liqueur mère, dense, colorée, au milieu de laquelle s'est déposée la digitaline cristallisée.

Pour l'obtenir, on étend cette liqueur de deux fois son volume d'alcool à 80 centièmes ; on ajoute 10 parties de charbon animal, on fait bouillir quelques minutes, on filtre et on distille. Le résidu de la distillation, séparé de la partie aqueuse surnageante, séché au bain-marie et pulvérisé, constitue la digitaline amorphe.

Elle est insoluble dans l'eau, soluble en toute proportion dans l'alcool, et en partie seulement dans le chloroforme.

EXTRACTION DE LA DIGITALÉINE
(Principe amorphe de la digitale, soluble dans l'eau).

La digitaléine s'obtient de la liqueur d'épuisement d'où s'est déposée, après en avoir séparé l'alcool, la matière poisseuse qui a donné la digitaline cristallisée.

Cette liqueur, totalement aqueuse, ne contient plus que ce principe secondaire amorphe (1), tout à fait soluble dans l'eau.

---

(1) En présence des principes immédiats actifs se trouvent dans les végétaux d'autres principes secondaires amorphes, participant à l'action des vrais principes *toujours cristallisés*. La digitaléine et la digitaline amorphe sont dans ce cas. A l'appui de cette vérité, on pourrait citer autant d'exemples qu'il y a de principes immédiats connus.

On verse dans cette liqueur un soluté fait avec 50 parties de phosphate sodique (1) et 150 parties d'eau, on filtre et on ajoute à la liqueur un autre soluté fait avec 50 parties de tannin et 200 parties d'eau (2) ; le tannate digitaléique, en flocons volumineux, ne tarde pas à se réunir et à s'agglutiner au fond du vase.

Le lendemain on décante la liqueur surnageante, on lave le tannate avec un peu d'eau tiède en le malaxant et en l'étirant comme on le ferait pour une résine ; bien essoré, on obtient 100 parties de ce tannate, on le mêle intimement dans un mortier de verre ou de porcelaine à son poids d'oxyde mercurique en poudre impalpable (3), on ajoute au mélange devenu pulvérulent 40 parties d'eau, on couvre d'un linge humide et on agite de temps en temps pour faciliter la décomposition. Plusieurs jours après, lorsque le mélange, de jaune ocreux qu'il était, est devenu vert obscur, on le sèche à l'air ou à l'étuve ; mais, avant que la dessiccation soit complète, on passe le tout à travers un tamis métallique de manière à former une poudre granulée, sans poussière, qu'on achève de sécher et qu'on épuise par déplacement avec de l'alcool à 90 centièmes, bouillant (4). L'alcoolé obtenu, décoloré par le charbon animal et distillé, laisse pour résidu la *digitaléine*, à l'état sirupeux, laquelle, séchée et pulvérisée, donne une poudre blanche sans odeur, d'une amertume âcre prononcée et soluble *en toute proportion* dans l'eau.

La digitaléine est neutre, non azotée : avec les acides elle tend, ainsi que la digitaline amorphe, aux mêmes réactions

(1) Ce sel a pour effet de débarrasser la liqueur des bases insolubles qui, en se combinant au tannin, empêcheraient l'agglutination du tannate digitaléique.

(2) Pour enlever au tannin l'éther, une matière grasse et la chlorophylle qu'il contient. Ce soluté se prépare de la manière suivante : on fait bouillir la quantité de tannin indiquée dans 500 parties d'eau ; on clarifie avec une légère solution d'albumine ou de gélatine ; réduit d'un tiers et refroidi, on filtre : ce soluté est parfaitement limpide.

(3) L'oxyde mercurique doit être lavé à l'eau bouillante afin d'en séparer l'acide azotique qu'il pourrait retenir. Cet oxyde est bien préférable à la litharge, qui, par son alcalinité, réagit sur la digitaléine et la produit toujours colorée.

(4) L'alcool froid n'épuise pas ce mélange, la moitié du produit reste dans le résidu. Il est bon, pour maintenir la température, d'envelopper le cylindre à déplacement d'une étoffe de laine.

que la digitaline cristallisée ; mais les teintes, lentes à se développer, ne sont point vives et tranchées comme avec le principe pur : il en est de même des autres produits du commerce, en usage sous le nom de *digitaline*.

L'analyse élémentaire de la digitaléine a donné :

$$
\begin{array}{lr}
\text{Carbone} & 54,72 \\
\text{Hydrogène} & 9,22 \\
\text{Oxygène} & 36,06 \\
\hline
& 100,00
\end{array}
$$

DIGITINE

(Substance inerte de la digitale).

La digitine cristallise avec la digitaline ; c'est au milieu d'elle que se trouve le principe actif pur de la digitale.

Magnifique comme blancheur, en fines et brillantes aiguilles nacrées, cette substance est *totalement* dépourvue de saveur : elle est donc sans valeur médicale.

On peut se demander, vu son innocuité, quel rôle elle joue dans la plante : contribue-t-elle, de ses éléments, à la formation de la digitaline ?

Son étude chimique pourra être intéressante sous ce rapport.

Sa purification est très-facile : séparée de la digitaline cristallisée, on l'expose à l'air pour dissiper le chloroforme qui l'imprègne, et, pour ne faire qu'un seul traitement, on y joint celle mêlée au précipité plombique mis de côté plus haut. On dissout le tout dans 100 parties d'alcool à 80 centièmes, on ajoute 5 parties de noir animal lavé, on fait bouillir quelques minutes, on filtre : la liqueur se prend en masse par le refroidissement ; repris de nouveau, les cristaux s'obtiennent parfaitement blancs ; la liqueur cette fois est entièrement incolore : on la sépare et on sèche les cristaux sur des doubles de papier de soie.

1 000 parties de digitale donnent 4 parties de cette substance.

La digitine est neutre, ne contient pas d'azote ; elle n'a pas été encore analysée.

L'alcool la dissout, surtout à chaud, mais moins bien que la digitaline.

Elle cristallise avant le refroidissement.

L'éther à 65 degrés privé d'alcool ne la dissout pas.

Le chloroforme pur est sans action sur elle ; à chaud, il n'en dissout que des traces.

L'eau la dissout à peine.

L'acide sulfurique la dissout en prenant une teinte rose-groseille qui passe au jaune par l'addition de l'eau.

L'acide azotique la dissout sans coloration.

L'acide chlorhydrique la dissout incomplétement, sans réaction ; en ajoutant de l'eau, les cristaux se déposent.

Brûlée sur une lame de platine, elle fond sans se colorer, répand d'abondantes vapeurs d'odeur différente de celle de la digitaline cristallisée, brunit et disparaît sans laisser de traces.

Tels sont les résultats d'un long travail, d'assidues recherches que je présente à l'Académie de médecine.

Je n'ai pas à faire valoir l'avantage que la thérapeutique pourra tirer de ce principe actif pur de la digitale : invariable par sa nature, toujours identique à lui-même par la propriété qu'il possède de cristalliser, le médecin pourra désormais, en toute sécurité, compter sur son action.

Je joins à l'appui de ce mémoire *un flacon de digitaline cristallisée pure : un* de *digitaline amorphe; un* de *digitaléine, et un* de *digitine.*

Ces quatre produits, pour l'extraction desquels je me suis appliqué à éviter toute réaction susceptible de les transformer, représentent, *moins la digitine*, la partie active de la digitale.

EXPÉRIENCES PHYSIOLOGIQUES FAITES AVEC LA DIGITALINE CRISTALLISÉE.

J'ai rencontré pour les essais physiologiques de grandes difficultés ; il n'est pas facile, comme on pourrait le penser, de faire expérimenter une substance nouvelle. Les personnes compétentes ne s'en occupent guère ; attendu que cela les dérange de leurs propres travaux. Si elles les entreprennent, après quelques constatations, l'étude en reste là. Malheureusement, je ne pouvais faire ces expériences, ce qui m'aurait évité bien des démarches, des sollicitations, du temps perdu.

Je prie l'Académie de prendre en considération ces difficultés qui ont surgi jusqu'à la dernière heure, et de vouloir bien nommer une commission pour examiner sous le rapport physiologique et thérapeutique ce premier principe de la digitale.

Le lundi 27 septembre 1869, j'ai remis à M. le docteur Gubler un tube renfermant 15 *centigrammes de digitaline cristallisée pure*, pour étudier, ainsi qu'il en avait le désir, et qu'il me l'avait promis, l'action de cette substance *sur l'homme*.

Le mardi 22 février 1870, M. Gubler me remit des notes d'expérimentations faites sur les grenouilles ;

Le vendredi 25, trois jours après, d'autres notes sur deux malades traités par la même substance.

Voici la copie de ces notes :

EXPÉRIENCES FAITES AVEC LA DIGITALINE CRISTALLISÉE.

GRENOUILLE A.

A $10^h 20^m$, 72 pulsations cardiaques.—Injection de $0^{gr},001$ de *digitaline cristallisée*. (Péricarde intact.)

A $10^h 25^m$, 60 pulsations. — 36 respirations irrégulières.

A $10^h 33^m$, 42 pulsations.

A $10^h 37^m$, 44 pulsations.

A $10^h 40^m$, 44 pulsations. — Cette grenouille possède un pouvoir réflexe bien puissant.

A $10^h 45^m$, 44 pulsations.

A 10^h 50^m, 44 pulsations. — Le ventricule pâlit, mais il se contracte toujours très-régulièrement.

A 10^h 55^m, 45 pulsations.

A 11^h 15^m, 20 pulsations cardiaques. — Il y a des irrégularités aussi bien dans les contractions auriculaires que dans les contractions du ventricule ; néanmoins le rhythme reste régulier.

A 11^h 30^m, 42 pulsations sous l'influence d'excitations périphériques ; mais, quelques instants après, le pouls a repris son rhythme.

A 11^h30^m, 22 pulsations.

A 4^h 20^m du soir, 14 pulsations régulières. — Persistance de mouvements réflexes assez énergiques.

A 10^h 15^m du soir, 14 pulsations régulières. — Le ventricule reçoit peu de sang. Plus de mouvements réflexes.

A minuit, on distingue avec peine quelques oscillations cardiaques.

GRENOUILLE B. (28 novembre 1869.)

A 10^h 02^m, on pratique à l'une des cuisses une injection de 10 gouttes de digitaline cristallisée (0^{gr},001).

Avant l'injection, 72 pulsations cardiaques, 72 respirations.

A 10^h 10^m, 72 pulsations.

A 10^h 17^m, 60 à 62 pulsations très-irrégulières. — Le ventricule semble tétanisé ; par contre, les oreillettes se contractent bien plus énergiquement.

A 10^h 22^m, 60 à 62 pulsations très-irrégulières, 60 respirations. — Le ventricule reste convulsé, tandis que la région des oreillettes est rouge, dilatée, grosse comme une cerise à l'eau-de-vie.

A 10^h 32^m, 44 oscillations auriculaires. — Le cœur semble presque immobile. Il n'y a plus que 18 diastoles ventriculaires par minute.

A 10^h 35^m, 44 oscillations auriculaires, 62 respirations.

A 10^h 40^m, 44 oscillations auriculaires, 16 diastoles ventriculaires sensibles. — Le ventricule est toujours petit, conique, blanchâtre, tétanisé, tandis que la région des oreillettes est énorme, très-injectée.

A 10^h 50^m, 44 oscillations auriculaires, 40 pulsations cardiaques, 62 respirations. — Il semble que le muscle cardiaque reprend actuellement de la force, de l'énergie.

A 11^h 12^m, 40 pulsations, 58 respirations.

A 12^h 15^m, 22 pulsations, 22 respirations.

A 2^h 30^m, 14 pulsations. — La respiration ne peut être comptée. De temps à autre, contractions généralisées assez énergiques.

A 4^h 10^m, 16 pulsations. — Il n'y a plus d'état tétanique du cœur.

A 6^h 30^m, 6 pulsations. — Mais les contractions cardiaques sont très-énergiques ; le ventricule se remplit bien et projette le sang avec force. — Etat de mort apparente.

La grenouille (morte le lendemain matin) a le cœur, aussi bien que le ventricule et les oreillettes, distendu, gorgé de sang, injecté.

GRENOUILLE C.   (20 décembre 1869.)

A 10ʰ, 70 à 72 pulsations.

A 10ʰ 07ᵐ. — On injecte 10 gouttes d'une solution de digitaline cristallisée, c'est-à-dire 0ᵍʳ,001.

A 10ʰ 12ᵐ, 70 à 72 pulsations, 82 respirations.

A 10ʰ 17ᵐ, 72 pulsations.

A 10ʰ 22ᵐ, 72 pulsations très-régulières.

A 10ʰ 29ᵐ, 82 respirations.

A 10ʰ 30ᵐ. — Par la plaie s'écoule encore une assez grande quantité de sang.

A 10ʰ 34ᵐ, 64 pulsations. — Le cœur a une teinte légèrement cyanique.

A 10ʰ 40ᵐ, 32 pulsations ventriculaires, 60 diastoles des oreillettes.

A 10ʰ 50ᵐ, 32 pulsations. — Le cœur commence à se rapetisser. L'hémorrhagie continue à se faire par la plaie.

A 11ʰ 05ᵐ, 20 pulsations.

A 11ʰ 15ᵐ, 25 pulsations, 46 respirations.

A 11ʰ 30ᵐ, 12 pulsations. — Le cœur est en diastole aussi, mais cyanosé.

Le lendemain, 21 décembre, à 10 h. du matin, 20 pulsations cardiaques. Pendant un certain temps les contractions cessent complétement, puis reparaissent.

Respirations très-irrégulières. Elle meurt dans la soirée.

EXPÉRIENCES SUR L'HOMME.

Premier malade. — Le nommé Jean D.., 39 ans, atteint d'un rétrécissement avec insuffisance mitrale. — On trouve au cœur des battements irréguliers dans leur rhythme et dans leur intensité. Le choc de la pointe se fait sentir très-bas. Pendant le choc, il y a un souffle aigu, court; à la base, il y a un peu de défaut de synchronisme entre les deux battements valvulaires.

Le pouls présente à la main une faiblesse considérable; c'est à peine si l'on peut sentir et distinguer chaque battement. Ces battements sont très-fréquents; ils sont difficiles à compter. Le tracé présente une ligne où les ondulations sont très-faibles et d'inégale durée.

Le 3 février 1870, à trois heures :

Pouls, 80; respiration, 20; température, 38° R.

On lui donne à ce moment :

10 tours de la seringue de Pravaz (environ 0ᵍʳ,001) de la solution de digitaline cristallisée au 1|500.

A six heures du soir :

Pouls, 84; respiration, 20; température, 38° R.

Pas de phénomènes particuliers.

Le tracé montre sur une ligne d'ascension plus nette des pulsations plus distinctes les unes des autres, mais toujours très-irrégulières. La fréquence est la même.

Le 4 février.—On lui donne, dans un julep gommeux, tout le contenu de la seringue (qui doit contenir 1 gramme de solution, et par conséquent 0^{gr},002 de digitaline).

A six heures du soir :

Pouls, 80 ; respiration, 20 ; température, 38° R.

Le malade ne se plaint que de l'amertume de la solution.

Le 5 février, matin :

Pouls, 80 ; respiration, 20; température, 37°,5 R.

Prend la même dose de digitaline cristallisée que la veille.

A six heures du soir :

Pouls, 50; respiration, 20; température 37°,8 R.

Le tracé montre une ligne d'ascension plus élevée pour certaines pulsations. Une descente plus lente et quelquefois régulière : d'autres fois, pendant la descente, on voit un petit soulèvement qui correspond à un nouveau battement du cœur, mais qui n'est pas perçu par la main.

Le malade se plaint de douleurs à la région épigastrique; arrive un vomissement. Il y a des séries de pulsations lentes et des séries de pulsations plus rapides.

On supprime la digitaline.

Le 6 février, soir. — Le malade n'a rien pris ; il se plaint toujours de ses douleurs épigastriques et d'une diminution de l'appétit. Le ralentissement des pulsations est encore prononcé.

Il y a 42 pulsations.

Le malade remarque une augmentation de sécrétions urinaires.

Le 7 février, au matin. — Le ralentissement des pulsations persiste, il est de 42 à 50 ; mais il y a inégalité entre le nombre des battements du cœur et le nombre des pulsations radiales. Cela tient à ces petites pulsations qui ne sont pas perçues par le doigt et que le sphygmographe indique par une petite élévation.

Second malade. — Entrée le 15 février au numéro 24, salle Saint-Louis, pour une pneumonie tuberculeuse. Le malade présente une fréquence et une irrégularité de pouls considérable ; de temps en temps, une pulsation présente une ligne d'ascension plus élevée que les autres, puis suit une série de 6, 7, 8 petites pulsations. Il n'est pas possible au doigt de compter le pouls.

Le 17, soir, on lui donne une seringuée de Pravaz (environ 0^{gr},002) de la solution de digitaline au 1/500.

Le 18 février, matin, il y a une modification considérable dans le tracé sphygmographique. On peut compter les pulsations; il y en a à peu près 90. Il existe encore une assez grande inégalité des pulsations entre elles. Néanmoins la ligne d'ascension est d'une façon générale plus élevée, et la descente, avec un peu de dicrotisme, est assez régulière; mais de temps en temps, sur cette ligne de descente, apparaît une petite pulsation.

Le 18 février, soir, nouvelle seringuée de digitaline. 70 pulsations.

Le 19 février, matin, 56 pulsations.— Le malade a eu quelques nausées ; pas d'augmentation de l'urine.

Le 20 février, le pouls se maintient à 56.

Suppression de la digitaline.

Le 23 février, le pouls a conservé les caractères de régularité relative qu'il avait pris le surlendemain de l'administration de la première dose de digitaline.

« En définitive mes observations cliniques et mes expérimentations sur les animaux me permettent de conclure que la *digitaline cristallisée* possède les propriétés thérapeutiques et toxiques de la digitale elle-même, avec une intensité d'action incomparablement supérieure et telle qu'on doit l'attendre du principe actif pur de la plante. »

A. GUBLER.

Hôpital Beaujon.

Ce mémoire a été adressé au concours le 28 février 1870, le jour même de sa clôture.

C'est mon troisième travail sur la digitaline cristallisée. Mon premier mémoire avait été envoyé en 1866 à l'Académie de médecine belge pour le concours qu'elle avait ouvert sur la digitale (1).

Déjà, par ce travail, j'étais parvenu à obtenir la digitaline cristallisée débarrassée de toutes matières amorphes et colorantes, mais mêlée de *digitine*. Ce mémoire a été publié le 15 février 1867 dans le *Moniteur scientifique*.

Après bien des recherches encore, j'arrivai enfin à séparer la *digitaline* de la *digitine*.

En décembre 1868, je donnais dans l'*Union pharmaceutique* un procédé simple pour obtenir sans difficulté la digitaline cristallisée parfaitement pure.

Dès lors le *vrai principe actif* de la digitale, inconnu jusqu'ici et qu'on avait tant cherché, était donc découvert.

----

(1) Avant ce mémoire, un autre, bien antérieur, était présenté au concours de 1844 à la Société de pharmacie. Le produit très-actif que j'obtenais alors n'était que la substance secondaire, mais mêlé, comme je viens de le constater, à *une forte proportion de digitaline cristallisée*. Déjà à cette époque j'opérai par l'alcool.

Cependant, malgré ces faits évidents et la haute décision de l'Académie de médecine, qui couronnait cette découverte, l'un des concurrents, M. Homolle, insérait dans l'*Union médicale* (6 juillet 1872), contre toute vérité et justice, que : « *rien d'important et qui réalise un véritable progrès depuis* « *ses travaux n'a été fait sur la digitale.* »

Pour apprécier et mettre à néant ces *travaux importants*, il suffira de savoir que, pendant vingt-huit ans et sans s'en douter, M. Homolle a laissé perdre en totalité dans le *résidu* de ses lixiviations par l'eau le produit *essentiellement intéressant* de la digitale, son *vrai* principe actif; n'obtenant durant cette longue période d'années, sans perfectionnement aucun, que la matière complexe, amorphe, pulvérulente et colorée, d'odeur *sui generis* que tout le monde connaît, qui n'est point la *partie active* de la plante, mais un produit secondaire d'effet variable, inconstant, qui n'a plus de raison d'être et dont la science, pour éviter de déplorables méprises, fera justice un jour.

Paris, février 1873.

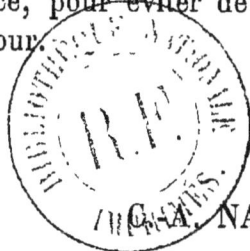

C.-A. NATIVELLE.

www.ingramcontent.com/pod-product-compliance
Lightning Source LLC
Chambersburg PA
CBHW060458200326
41520CB00017B/4830